# BEI GRIN MACHT SICH IHR WISSEN BEZAHLT

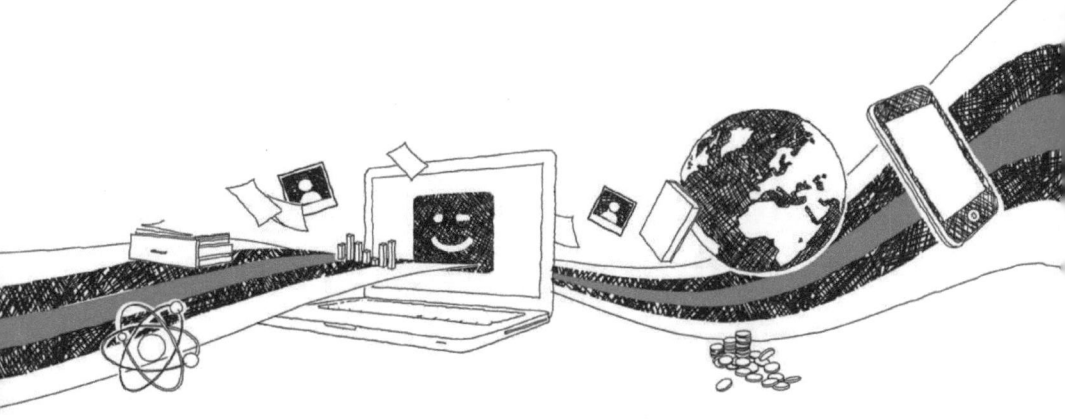

- Wir veröffentlichen Ihre Hausarbeit,
  Bachelor- und Masterarbeit

- Ihr eigenes eBook und Buch -
  weltweit in allen wichtigen Shops

- Verdienen Sie an jedem Verkauf

## Jetzt bei www.GRIN.com hochladen und kostenlos publizieren

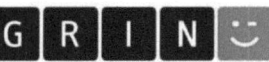

# Möglichkeiten zur weiteren Professionalisierung der Deutschen Pflegeausbildung. Vergleiche mit gerontologischen Ausbildungsinhalten und Ansätzen im Ausland

Benjamin Meurer

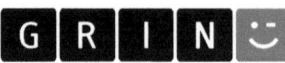

**Bibliografische Information der Deutschen Nationalbibliothek:**

Die Deutsche Nationalbibliothek verzeichnet diese Publikation in der
Deutschen Nationalbibliografie; detaillierte bibliografische Daten sind
im Internet über http://dnb.d-nb.de abrufbar.

ISBN: 9783346513151
Dieses Buch ist auch als E-Book erhältlich.

# Inhaltsverzeichnis

# 1. Einleitung

In der vorliegenden wissenschaftlichen Hausarbeit möchte sich der Verfasser mit den Möglichkeiten zur weiteren Professionalisierung der Deutschen Pflege Pflegeausbildung durch Vergleiche mit anderen Nationen beschäftigen. Vor allem im Hinblick auf die gerontologischen Inhalte. Zunächst einmal ist allgemein darauf hinzuweißen, dass in vielen Nationen ähnliche Probleme wie in Deutschland herrschen, z.B. die Sicherung der Versorgung und ein Pflegepersonalmangel. (vgl. Lehmann et al. 2019, S. 3) Auf andere Möglichkeiten und Ideen wie die erweiterte akademische Ausbildung oder die gesellschaftliche Anerkennung im Ausland, kann in dieser Arbeit nur am Rande eingegangen werden, weil eben jenes Thema so umfangreich ist, dass es den Rahmen dieser Hausarbeit sprengen würde.

**Ziel:** Im Fokus stehen dabei die verschiedenen Ausbildungsmodelle mit ihren gerontologischen Inhalten in den jeweiligen Ländern. In wieweit lassen sich durch evtl. neue Möglichkeiten in der Ausbildung grade für den Zweig der gerontologischen Pflege, neue Pflegekräfte für diesen begeistern. Der Verfasser bedient sich dabei an einem deskriptiven komparativen Design. Es werden Subgruppen gebildet. In dem Fall die verschiedenen Ausbildungsformen in den jeweiligen Ländern, diese werden zunächst beschrieben und anschließend analysiert um evtl. so zu neuen Erkenntnissen und Möglichkeiten für die Deutsche Pflegeausbildung zu gelangen. Außerdem handelt es sich um eine Querschnittsstudie, weil die Daten, der jeweiligen Länder zu einem bestimmten Zeitpunkt entnommen wurden und die nicht zu einem späteren Zeitpunkt erneut verglichen wurden. (vgl. Mayer 2015, S. 124–126)

**Aufbau:** Vorab möchte der Verfasser eine Definition des Begriffes Professionalisierung erbringen. Der erste Teil der Arbeit beschäftigt sich mit einem kurzen Überblick zur verwendeten Literatur auf eine systematische Literaturrecherche und deren Beschreibung wird in dieser Hausarbeit verzichtet, weil das Hauptaugenmerk auf der Analyse, der Reflektion und evtl. Möglichkeiten liegt. Anschließend wird ein Überblick über die Deutsche Pflegeausbildung gegeben. Dazu gehört ein Blick auf die neue generalisierte Ausbildung, als auch das neue pflegerische Grundstudium. Im Fokus dieser Arbeit stehen wie schon gesagt die Inhalte zur Gerontologie und Gerontopsychiatrie. Als nächstes werden die verschiedenen Ausbildungsprogramme für Pflegende in Großbritannien und den Niederlanden in den Blick genommen, unter dem Augenmerk, welche Gemeinsamkeiten und Unterschiede bestehen in Bezug auf Gerontologie. Anzumerken ist das es dabei hauptsächlich um die Primärqualifizierung zur Pflegefachkraft (PFK) gehen wird. Die aufbauenden Weiterbildungen sind dabei eher sekundär betrachtet. Außerdem werden sonstige gerontologische Ansätze mit einbezogen. In der Reflektion möchte der Verfasser Vergleiche ziehen, Kritik ggf. Lob äußern und evtl. abschließend Verbesserungen für die Ausbildung in Deutschland aufzeigen. Vor allem sollen hier die daraus zu ziehenden Möglichkeiten für die Gerontologie und die gerontologische Pflege in den Blick genommen werden. Zum Abschluss möchte der Verfasser noch eine Nachbetrachtung durchführen und sein eigenes Handeln reflektieren.

## Professionalisierung

Um Professionalisierungsbestrebungen richtig darzustellen, möchte sich der Verfasser mit dem Begriff beschäftigen. Im Bereich der Pflege erscheint ihm die Darstellung von Eva Maria Krampe am sinnvollsten. *„Professionalisierung beinhaltet kollektive und individuelle Prozesse der Verberuflichung; sie führt nicht notwendigerweise zur Konstituierung einer Profession und kann durchaus von rechtlichen, staatlichen wissenschaftlichen Instanzen mehr betrieben werden als von den Berufsangehörigen selbst; sie wird häufig begleitet von der Deprofessionalisierung bestimmter Berufsfelder (Nittel 2002, S.254 f). "* (Krampe, S. 73)

## 2. Literatur

Das nun folgende Kapitel beschäftigt sich mit der verwendeten Literatur. Auf eine Umfangreiche Recherche und deren Beschreibung wurde nach Rücksprache mit dem Dozenten verzichtet, weil in dieser Modulprüfung andere Schwerpunkte gesetzt werden.

Die primäre Literatur dieser Arbeit bildet das Buch **„Pflege in anderen Ländern. Vom Ausland Lernen? "** von Lehmann, Schaepe, Wulff und Ewers. Außerdem gehören das **Pflegeberufegesetz (PflBG)** vom Juli 2017 und der **Rahmenlehrpläne der Fachkommission nachdem §53 PflBG** dazu. Zusätzlich wurde nach Rücksprache mit dem betreuenden Dozenten verschiedene (ehemalige) Mitarbeiter der PTHV bzgl. weiterer Inhalte befragt insbesondere der Pflegeausbildung im Ausland befragt. Eine eigene Literatursuche wurde mittels Schneeballsuche durchgeführt. Ergänzend dazu wird Literatur zum Wissenschaftlichen Arbeiten verwendet.

## 3. Gerontologische Inhalte der Pflegeausbildung in Deutschland

Das folgende Kapitel beschäftigt sich mit den gerontologischen Inhalten innerhalb der berufsschulischen Ausbildung zum Altenpfleger (nach zwei Jahren generalistischer Ausbildung) und der primärqualifizierenden Pflegeausbildung an Hochschulen.

### 3.1 Theoretische und praktische Inhalte innerhalb der berufsschulischen Ausbildung

Zu Beginn lässt sich festhalten, dass die Inhalte während der ersten zwei Jahre generalistischer Ausbildung sich stark auf den zu pflegenden Menschen allgemein beziehen. *„Kontaktaufnahme mit zu pflegenden Menschen (der „fremde Mensch") in verschiedenen Altersstufen" (Fachkommission nach dem Pflegeberufegesetz 2019, S. 34)*

Die Inhalte in der Ausbildung gliedern sich nach den Rahmenlehrplänen in theoretische und praktische Inhalte. Die jeweiligen gerontologischen Inhalte möchte der Verfasser nun darstellen.

### 3.1.1 Theoretische Gerontologische Inhalte

Dargestellt an Hand der CE (Curriculare Einheit)

**CE (Curriculare Einheit) 04 Gesundheit alter Menschen fördern und präventiv handeln.**

Auszubildende lernen in dieser Einheit Widersprüche zwischen ihrer Fürsorge für den alten Menschen gegenüber gesundheitsbezogenen Selbstbestimmungen zu reflektieren. (vgl.Fachkommission nach dem Pflegeberufegesetz 2019, S. 64)

**CE 05 Alte Menschen in kurativen Prozessen pflegerisch unterstützen und Patientensicherheit stärken.**

Bei diesem theoretischen Ausbildungsanteil liegt der Fokus darauf, dass Altenpfleger/innen Verschlechterungen rechtzeitig erkennen und entsprechend an ärztliches Personal weiterleiten. Dies ist vor allem deshalb wichtig, weil sowohl im stationären Langzeitsetting als auch dem ambulanten Sektor Ärzte nicht permanent zugegen sind. (vgl. Fachkommission nach dem Pflegeberufegesetz 2019, S. 84)

**CE 08 Alte Menschen in kritischen Lebenssituationen und in der letzten Lebensphase begleiten.**

In dieser Einheit reflektieren Auszubildende den Umgang mit Tod und Sterben. Dabei kommt es zu einer persönlichen Auseinandersetzung mit dem Thema Sterben, als auch wie sie dies in den Pflegeprozess integrieren. (vgl. Fachkommission nach dem Pflegeberufegesetz 2019, S. 144)

**CE 09 Alte Menschen bei der Lebensgestaltung lebensweltorientiert unterstützen.**

Auszubildende lernen in dieser Einheit das zwischen den Erwartungen der Bevölkerung (an das Gesundheits- und Sozialsystem) und der eigenen familialen Pflegebereitschaft ein Spannungsverhältnis besteht. (vgl. Fachkommission nach dem Pflegeberufegesetz 2019, S. 157)

**CE 11 Alte Menschen im psychischen Gesundheitsproblemen und kognitiven Beeinträchtigungen personenzentriert und lebensweltbezogen unterstützen.**

Diese Einheit legt den Schwerpunkt auf alte Menschen, welche von psychischen und kognitiven Beeinträchtigungen betroffen sind. (vgl. Fachkommission nach dem Pflegeberufegesetz 2019, S. 194)

### 3.1.2 Praktische Gerontologische Inhalte

Im ersten Pflichtdrittel der Ausbildung sind dabei Einsätze in der stationären Akutpflege, der stationären Kurz/Langzeitpflege und der ambulante Akut/Langzeitpflege vorgesehen. (vgl. Fachkommission nach dem Pflegeberufegesetz 2019, S. 207) Bei der Entscheidung für das Ausbildungsziel des Altenpflegers stehen nun weitere Praktika im geriatrischen und gerontopsychiatrischen Spektrum an.

- **Pflichteinsatz in der gerontopsychiatrischen Versorgung**
  - o Die in der Einheit 11 vermittelten Kenntnisse und Kompetenzen, können in diesem Pflichteinsatz erweitert und vertieft werden. Aufgrund des relativ kurzen Einsatzes von nur 120 Stunden wird den Azubis empfohlen einen Fokus zu setzen und diesen mit der Einheit 11 zu verknüpfen. (vgl. Fachkommission nach dem Pflegeberufegesetz 2019, S. 236)
- **Vertiefungseinsatz im letzten Ausbildungsdrittel**
  - o Zum Ende der Ausbildung sollen die Auszubildenden in der Lage seine fachlich fundierte Pflege von alten Menschen mit einer hohen Pflegebedürftigkeit durchzuführen. Außerdem sollen sie in komplexen Pflegesituationen

selbstständig agieren können und die Verantwortung für den Pflegeprozess übernehmen können. (vgl. Fachkommission nach dem Pflegeberufegesetz 2019, S. 260)

## 3.2 Hochschulische Ausbildung

In diesem Unterkapitel möchte der Verfasser auf die hochschulische Ausbildung zur Pflegefachkraft eingehen.

Dieses befähigt laut PflBG zu folgenden Kompetenzen

- *„zur Steuerung und Gestaltung hochkomplexer Pflegeprozesse auf der Grundlage wissenschaftsbasierter oder wissenschaftsorientierter Entscheidungen.*
- *vertieftes Wissen über Grundlagen der Pflegewissenschaft, des gesellschaftlich-institutionellen Rahmens des pflegerischen Handelns sowie des normativ-institutionellen Systems der Versorgung anzuwenden und die Weiterentwicklung der gesundheitlichen und pflegerischen Versorgung dadurch maßgeblich mitzugestalten,*
- *sich Forschungsgebiete der professionellen Pflege auf dem neuesten Stand der gesicherten Erkenntnisse erschließen und forschungsgestützte Problemlösungen wie auch neue Technologien in das berufliche Handeln übertragen zu können sowie berufsbezogene Fort- und Weiterbildungsbedarfe zu erkennen,*
- *sich kritisch-reflexiv und analytisch sowohl mit theoretischem als auch praktischem Wissen auseinandersetzen und wissenschaftsbasiert innovative Lösungsansätze zur Verbesserung im eigenen beruflichen Handlungsfeld entwickeln und implementieren zu können und*
- *an der Entwicklung von Qualitätsmanagementkonzepten, Leitlinien und Expertenstandards mitzuwirken" (Bundesministerium der Justiz und für Verbraucherschutz, Teil 3 §37)*

Diese zusätzlichen vermittelten Kompetenzen zeigen keine weiteren gerontologischen Inhalte auf, dennoch sollen und werden Absolventen dieser Ausbildungsform in der Lage sein, sich dieses Wissen selbst erschließen zu können.

## 4. Pflegeausbildungsprogramme im europäischen Ausland

Als nächstes möchte der Verfasser in diesem Kapitel zum Vergleich kurz die allgemeinen Begebenheiten und dann die gerontologischen Inhalte der Pflegeausbildung aus den Niederlanden und dem Vereinigten Königreich heranziehen. Zusätzlich werden noch sonstige Ansätze der gerontologischen Pflege in den genannten Ländern berücksichtigt.

### 4.1 Pflegeausbildung und Ansätze in den Niederlanden

Zum ersten Vergleich möchte der Verfasser nun die Pflegeausbildung(en) in den Niederlanden heranziehen.

### 4.1.1 Allgemeines zur Niederländischen Pflegeausbildung

Zu aller erst lässt sich festhalten, dass es in den Niederlanden ein vierstufiges Berufsbildungssystem gibt. Die ersten drei Stufen bilden dabei Qualifikationen auf einem Helfer bzw. Assistenzniveau. Auf Stufe vier befindet sich ein beruflicher Ausbildungsgang auf Fachkraftniveau. Als weitere Möglichkeit zur Primärqualifizierung folgt die Akademische Pflegeausbildung, welche zu einem Master-Studium berechtigt und ebenfalls auf dem Fachkraftniveau anzusiedeln ist. (Waldhause Anna, Sittermann-Brandsen Birgit, Matarea-Türk Letitia 2014, S. 21) (vgl. Lehmann et al. 2019, S. 106–107)

### 4.1.2 Gerontologische Qualifizierungen, Vertiefungen und Möglichkeiten

Schon bei den Qualifikationen auf Stufe drei und vier ist eine Vertiefung im Bereich der Altenpflege möglich. Dabei kann zwischen den Richtungen Krankenpflege, **Pflege in Alten- und Pflegeheimen, der Hauskrankenpflege**, psychiatrische Pflege und Menschen mit Behinderung gewählt werden. Der Ausbildungsgang auf Bachelorniveau ist generalistisch angelegt. (Waldhause Anna, Sittermann-Brandsen Birgit, Matarea-Türk Letitia 2014, S. 21) (Andrea Lamers, S. 25) Trotz dieser generalistischen Anlegung findet sich bereits im ersten und zweiten Block  das Modul **chronisch Kranke und geriatrische Patienten** mit einer Studienbelastung von jeweils  160 Stunden. Es stellt damit den größten Anteil innerhalb der ersten zwei Blöcke. Während der Hauptphase des Studiums im dritten Studienjahr folgt mit 200 Stunden das Modul **Chronisch Kranke und geriatrische Patienten 2**. Zusätzlich sind den Modulen Teilqualifikationen zugeordnet wozu auch die **Pflichtfächer Pflege geriatrischer Pflegebedürftiger 1 und 2** zählen. Für die praktische Ausbildung stehen neben anderen auch Einsätze in der Altenpflege, aber auch der Gemeinde- und Hauskrankenpflege zur Verfügung. (Andrea Lamers, S. 29–31) Zusätzlich kann nachdem „Grundstudium" im Bereich **Wissenschaft und Forschung** ein weiterführendes Studium **Betreuung und Pflege des älter werdenden Menschen** aufgenommen werden. (Andrea Lamers, S. 33)

### 4.1.3 Sonstige Ansätze in der niederländischen Langzeitversorgung

Neben den Modularen Ausbildungsinhalten mit ihren Gerontologischen Schwerpunkten möchte ich der Verfasser auch mit anderen Ansätzen der gerontologischen Versorgung beschäftigen.

**Pflegebauernhof**

Als erstes möchte der Verfasser auf die Pflegebauernhöfe in den Niederlanden eingehen. Durch die Problematik das immer mehr familiengeführte Bauernhöfe alleine von der Landwirtschaft nicht mehr Leben konnten. Außerdem die Tatsache das es aufgrund des demographischen Wandels auch immer mehr pflegebedürftige Menschen im ländlichen Raum gibt, wurde in den Niederlanden mit dem Konzept Care Farms eine Variante des Green Care reagiert. (vgl. Lehmann et al. 2019, S. 131)

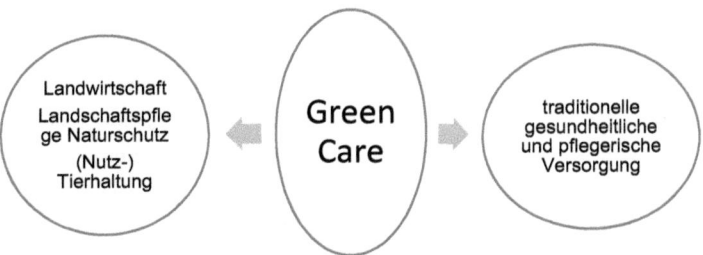

Abbildung 1 Green Care-Konzept eigene Darstellung (Lehmann et al. 2019, S. 132)

*„Green Care stellt eine Verbindung her zwischen einerseits der traditionellen gesundheitlichen und pflegerischen Versorgung sowie sozialen Betreuung und Förderung und andererseits Handlungsfeldern, in denen der Umgang mit Natur, Pflanzen und Tieren eine zentrale Rolle spielt. "* (Lehmann et al. 2019, S. 132)

In den Niederlanden gibt es 200 Bauernhöfe speziell für Menschen mit einer dementiellen Veränderung. Es gibt einen regelmäßigen Tagesablauf mit der Übernahme von alltagsrelevanten praktischen Tätigkeiten. Diese Tätigkeiten gepaart mit dem *„Leben von Normalität und der Interaktion mit der Natur"* führen zu einer Stabilisierung der Gesundheit und des Wohlbefindens. (vgl. Lehmann et al. 2019, S. 131–132)

## Buurtzorg

Des Weiteren möchte der Verfasser auf das holländische Modell Buurtzorg verweisen, und einen kleinen Einblick darein geben. Zu allererst lässt sich festhalten, dass es sich bei Buurtzorg um einen ambulanten Pflegedienst handelt. Er ist darauf ausgerichtet die Betroffenen bedürfnisorientiert zu versorgen, die Pflegequalität zu verbessern und den Wandel in der Pflege selbst mitzugestalten. Die Pflegeteams an sich sind klein und es gibt keine klaren Hierarchien. Es wird komplett auf die mittlere Management Ebene verzichtet. Dafür gibt es sogenannte Coaches, welche die Mitarbeiter betreuen, jedoch nicht in die Entscheidungsfindung involviert sind. Die Teams an sich arbeiten autonom. Das heißt sie suchen sich selbst ein Büro, schreiben die Routenpläne, steuern Patientenaufnahme und Entlassung und stellen selbst neue Kollegen ein. Daher werden verschiedene Anforderungen an die Mitarbeiter gestellt, wie die Meinung anderer sowie deren Verhalten und Persönlichkeit zu akzeptieren, Kritikfähigkeit, Kreativität und Kompromissbereitschaft. (Rautert Melanie, Meißner Prof. Dr. Anne Meißner 2019, S. 4–6)

Buurtzorg arbeitet nach dem sogenannten Zwiebelmodell, auf welches der Verfasser aufgrund der fehlenden Relevanz für diese Hausarbeit nicht weiter eingehen möchte.

Aufgrund der oben beschriebenen Begebenheiten und der Organisation von Buurtzorg, unterstützt dieses das wichtige berufliche Sinnerleben von Pflegefachkräften. Dieses Sinnerleben im Beruf ist wichtig, damit Pflegende gerne zur Arbeit gehen, sich an ihre Arbeitsstelle gebunden fühlen und diese, wie auch den Pflegeberuf nicht verlassen. (Rautert Melanie, Meißner Prof. Dr. Anne Meißner 2019, S. 9–13)

## Beide Modelle

Dem Verfasser ist selbstverständlich bewusst, dass beide Modelle zum Teil schon teilweise im deutschen Pflegesystem ausprobiert wurden oder werden. Auf mögliche weitere Lehren möchte der Verfasser später noch eingehen.

## 4.2 Pflegeausbildung und Ansätze in Großbritannien

Als nächstes möchte der Verfasser die pflegerische Ausbildung und Ansätze im Vereinigten Königreich heranziehen.

### 4.2.1 Allgemeines zur britischen Pflegeausbildung

Auch in Großbritannien ist die Ausbildung von Pflegefachkräften an Hochschulen bzw. Universitäten angesiedelt. Bis in das Jahr 2009 wurde zwischen einer praxisbezogenen wissenschaftsfundierten Berufsausbildung und wissenschaftlichen Ausbildung unterschieden. Sowohl die erstere Ausbildung, (Diploma in Higher Education) als auch die zweite (Bachelor of Nursing) führten beide zur Berufsberechtigung als RN (Registered Nurse). Mit dem Auslaufen der Diploma Programme berechtigt nur noch das Bachelorstudium zur eben dieser Berufsbezeichnung. Die Ausbildung im Allgemeinen unterliegt den NMC-Standards, die einzelnen Universitäten entscheiden jedoch über die Anbahnung der entsprechenden Kompetenzen, beispielsweise ob sie erst allgemeine oder differenzierte Kompetenzen vermitteln. (vgl. Lehmann et al. 2019, S. 77) Der Student muss sich für einen von vier Schwerpunkte entscheiden. Diese Entscheidung beeinflusst jedoch nicht die Anerkennung als RN. (vgl. Landenberger und Knoll 2005, S. 87–94) (vgl. Lehmann et al. 2019, S. 77) Zusätzlich existieren auch Helferqualifikationen, welche eine oder zweijährige praxisbegleitende Ausbildung vorweisen können. (Lehmann et al. 2019, S. 84)

### 4.2.2 Gerontologische Qualifizierungen und Möglichkeiten

Wie bereits oben geschildert, gibt es vier Schwerpunktmöglichkeiten bei der Qualifizierung zur RN. Eine davon bezieht sich auf die Pflege von Erwachsenen Menschen, eine spezifische gerontologische Ausbildung findet dabei augenscheinlich nicht statt.

*„Your nursing career will mean working with adults of all ages. They may suffer from one or more long or short-term physical health conditions. This could include heart disease, injuries from an accident, pneumonia, arthritis, diabetes or cancer. " (Homepage NHS)*

Jedoch wird den Universitäten auf Basis der Nursing and Midwifery Council (NMC) Standards, überlassen wie sie die allgemeinen und fachspezifischen Inhalte in den Studiengang mit aufnehmen. (vgl. Lehmann et al. 2019, S. 77) So beinhaltet der Studiengang an der University of London im zweiten Studienjahr beispielsweise folgende Inhalte.

*„Making a Difference: Research and Development in Care for Older People (Adult and Mental Health) (15 credits)*

*This module explores the lessons learnt from research and development aimed at improving care for older people. The intention is to inspire you to become the future leaders of dignified and compassionate health and social care for older people.*

*Working Collaboratively with People with Long Term Conditions (15 credits)*

*This module will enable you to develop the knowledge, skills and values to support people experiencing long term care and to understand how people live with, make sense of, and self-manage long term conditions. " (Homepage University of London)*

Wodurch sich zeigt das sehr wohl gerontologische bzw. langzeitpflegerische Inhalte eine Rolle spielen können, als auch Forschung in dieser Richtung zu betreiben um die Situation in der Altenpflege zu verbessern.

### 4.2.3 Sonstige Ansätze in der Britischen Langzeitversorgung

In diesem Unterkapitel möchte der Verfasser auf verschiedene Ideen und Konzepte in der gerontologischen und britischen Langzeitversorgung eingehen.

#### Innovationszentrum Pflegeheim/ Care Home Innovation Center (CHIC)

Zunächst möchte der Verfasser auf die schottische CHIC-Initiative eingehen. Bei eben diesem Vorgehen geht es darum, dass das Grundkonzept der Lehrkrankenhäuser auf das stationäre Langzeitsetting übertragen werden soll. Diese Center richten ihr Versorgungsangebot vorwiegend an gebrechliche ältere Menschen mit demenzieller Veränderung und Menschen am Lebensende. Auch fungieren sie als ein praktischer Lernort für angehende Pflegekräfte, in welcher diese sich einbringen und Pflegeprofessionalität mitgestalten können. Im Rahmen eines interprofessionellen Verständnisses geschieht dies auch für andere (angehende) Berufsgruppen im Gesundheitswesen. Zusätzlich möchten sie als kompetente Partner für ambulante Dienste und Krankenhäuser tätig sein, indem sie in beratender Funktion für gerontologische-geriatrische Fragestellungen tätig sind. Auch sind sie von ihren Grundgedanken eine offene Institution und setzen dabei auf den Dialog mit Gemeinden und ehrenamtlichen Helfern (Lehmann et al. 2019, S. 93–94) (Hockley et al. 2017, S. 176)

## 5. Vergleich der gerontologischen Inhalte der Ausbildungssysteme

In diesem Kapitel möchte der Verfasser die verschiedenen gerontologischen Inhalte mit einander vergleichen. Wie bereits erwähnt, beziehen sich die theoretischen Inhalte größtenteils auf den gewählten Ausbildungsgang des Altenpflegers. Für den Verfasser ist somit klar, dass ein Vergleich mit den Inhalten der generalistischen Ausbildung alleine nicht sonderlich zielführend ist, weshalb er beide Ausbildungsformen in den Vergleich mit einzubeziehen möchte. Die akademische Ausbildung in Deutschland vermittelt zwar keine weiteren gerontologischen Inhalte, dennoch ist sie wichtig um sich selbst neues Wissen erschließen zu können.

### 5.1 Vergleiche der Helferqualifizierungen

Als erstes möchte der Verfasser auf die verschiedenen Helfer bzw. Assistenzqualifizierungen eingehen. Dabei wäre zu allererst festzuhalten, dass die Helfer bzw. Assistenzqualifizierung in Deutschland nicht bundeseinheitlich geregelt ist. Dies ist Aufgaben der Bundesländer, in welchen verschiedene Qualifizierungsmöglichkeiten bestehen. (vgl. Jürgensen 2019, S. 7) Diese Gegebenheit macht einen direkten Vergleich schwierig(er), dennoch können einzelne Möglichkeiten herangezogen werden.

Die Helferqualifikationen in den Niederlanden bietet beispielsweise schon auf Stufe drei mögliche Vertiefungen im Bereich der Altenpflege. Welche jedoch nicht näher benannt werden.

Im Vereinigten Königreich sind Helferqualifikationen auf unterschiedlichem Qualifikationsniveau anzutreffen, was eine Unterscheidung erschwert. Trotzdem sind diese dem NHS-Karriererahmen zugeordnet. Helfer mit entsprechender Qualifizierung sind auch in dem Handlungsfeld der stationären Langzeitversorgung anzutreffen. (vgl. Lehmann et al. 2019, S. 84–87)

Aus Sicht des Verfassers lässt sich festhalten, dass eine erneute bundeseinheitliche Regelung der Helferqualifizierung zielführend sein würde. (vgl. Jürgensen 2019, S. 6) Aufgrund der Tatsache, dass Helfer -und Assistenzpersonal überwiegend im stationären Langzeitsetting und der ambulanten Pflege eingesetzt wird, ist es wichtig das eben jenes Personal in der Lage ist den Pflegefachkräften entsprechend zu zuarbeiten. Besonders wichtig wäre dabei die Vermittlung von gerontologischen und geriatrischen Inhalten. Von einer bundesweiten Krankenpflegehilfeausbildung wäre nach Meinung des Verfassers weiterhin abzusehen, weil es bei Pflegekräften vor allem an Kenntnissen in der gerontologischen Pflege mangelt.

## 5.2 Vergleiche der Fachkraftausbildungen in Bezug auf gerontologische Inhalte

Dieses Unterkapitel beschäftigt sich nun mit den gerontologischen Inhalten der verschiedenen Ausbildungsgänge auf Fachkraftniveau und versucht diese miteinander zu vergleichen.

Wie bereits festgestellt, fällt beim Blick in das Curriculum der deutschen Pflegeausbildung auf, dass die Theoretischen Inhalte innerhalb des generalistischen Bildungsganges sehr allgemein gehalten werden. Die pflegerischen Lerninhalte beziehen sich auf den Menschen allgemein. Die unter 3.1.1 genannten theoretischen Vertiefungen finden im dritten und damit letzten Ausbildungsdrittel statt, wenn sich der Auszubildende für den Weg des Altenpflegers entschieden hat. Dabei werden die oben genannten Kompetenzen an die Pflegefachkräfte vermittelt.

Auch die praktischen Inhalte der Ausbildung beziehen sich bereits erwähnt auf die Spezialisierung zur Altenpflegefachkraft. Es finden lediglich zu Beginn der Ausbildung Einsätze im ambulanten und stationären Langzeitsetting statt. Später folgen je nach Ausbildungsziel weitere Vertiefungseinsätze.

Die Ausbildung auf Bachelorniveau in den Niederlanden ist generalistisch angelegt. Dennoch sind die geriatrischen Inhalte mit einer Gesamtstundenzahl von 520 Stunden und denen dazugehörigen Pflichtfächern **Pflege geriatrischer Pflegebedürftiger Eins und Zwei** sehr hoch bemessen. (vgl. Andrea Lamers, S. 31)

Auch die akademische Ausbildung in Großbritannien ist auf dem Bachelorniveau angesiedelt, wobei das erste Jahr generalistisch angelegt war. (vgl. Landenberger und Knoll 2005, S. 89) Mittlerweile obliegt es durch die oben beschriebene Selbstverwaltung der entsprechenden Universität, wie sie die Inhalte strukturieren. Dabei müssen die NMC-Standards eingehalten werden, wie am Beispiel der University of London zu erkennen ist. Dort sind beispielsweise einige Lerneinheiten mit gerontologischem Inhalt zu erkennen.

Zusammenfassend lässt sich festhalten, die Inhalte der Vergleichsländer zeigen obwohl auch zum Teil generalistisch angelegt, einen hohen Anteil an gerontologischen Inhalten. Vor dem zu Beginn gestellten Hintergrund das eben jene Länder vor ähnlichen Problemen wie die Bundesrepublik Deutschland stehen, wie dem demographischen Wandel, stellt sich an dieser Stelle die Frage warum in Deutschland die gerontologischen Inhalte der generalistischen Pflegeausbildung augenscheinlich so geringgehalten sind. Die Inhalte im letzten Ausbildungsdrittel, im Falle einer Entscheidung für den Weg des Altenpflegers, weißen dagegen selbstverständlich einen hohen Anteil an gerontologischen Inhalten auf. Auffallend für den Verfasser ist die Tatsache, dass sämtliche Inhalte nicht nur Kenntnisse vermitteln sollen, sondern auch die Fähigkeit der Evaluation und Reflektion. Welche sowohl für die praktische Tätigkeit als auch für ein evtl. nachfolgendes Studium im Bereich der Pflegewissenschaft von Vorteil sein können. Aufgrund des demographischen Wandels wird es nach Ansicht des Verfassers notwendig sein, dass vermehrt gerontologische Ausbildungsinhalte wie bei den beiden Vergleichsnationen in die Generalistik miteinzubeziehen. Damit zukünftig fachlich gut auf dieses Patientenklientel eingegangen werden kann.

## 6. Evtl. Möglichkeiten für die Deutsche Pflegeausbildung durch Einbezug der verschiedenen internationalen Ansätze.

Das folgende Kapitel beschäftigt sich mit den zusätzlichen Ansätzen aus der gerontologischen Versorgungspraxis aus den Vergleichsländern. Wie und in welche Form können diese für pflegefachliche Ausbildung in Deutschland übernommen werden oder Anreize liefern?

Dabei handelt es sich um **die Pflegebauernhöfe** und **Buurtzorg** aus den Niederlanden und die **CHIC-Initiative** aus dem Vereinigten Königreich.

Wie bereits erwähnt sollte in Zukunft fachlich gut auf das Klientel des älter werdenden Menschen, mit den dazugehörigen Erkrankungen, eingegangen werden. Dazu sind nicht nur theoretische Inhalte für die Pflegekräfte notwendig, sondern auch praktische Einsatzmöglichkeiten um Wissen und Fähigkeiten zu vertiefen und zu entwickeln.

Um eben jenes Wissen zu vertiefen oder gar praktisch zu erlangen, könnten Auszubildenden die Möglichkeit gegeben werden, ein Praktikum beispielsweise auf einem Pflegebauernhof zu absolvieren. Laut Ansicht des Verfassers würde dies die Auszubildenen für den Umgang mit dem zu Pflegenden sensibilisieren, weil sie diesen in einem täglichen routinierten Ablauf wahrnehmen könnten und einen Blick für dessen Biografie entwickeln. Außerdem würden die Tätigkeitsprofile durch landwirtschaftliche Arbeiten ergänzt werden, was in Zusammenarbeit mit dem zu Betreuenden zusätzlichen Vertrauen aufbauen würde. Es würde sich quasi zusammen um die Abläufe gekümmert werden, was laut Ansicht des Verfassers ein erweitertes Wir-Gefühl zwischen Klienten und Auszubildendem bewirken würde. Abgesehen von den pflegerischen Vorteilen würde auch die Landwirtschaft von „erfahrenen Helfern"(Klienten/Bewohnern) profitieren, welche ihre Arbeit gerne ausführen.

Eine weitere Möglichkeit zur Integration in die Pflegeausbildung stellt Modell des Buurtzorg da. Buurtzorg-Pflegedienste an sich bieten laut Meinung des Verfassers, ein sehr selbstständiges Arbeiten, welches von den Auszubildenden während einer evtl. Praktikumsphase bereits kennengelernt und ausprobiert werden könnte. Es könnte daher im Nachhinein das Verlangen nach eben jener autonomen Arbeitsweise fördern, um so selbstbewusste Pflegekräfte ausbilden zu können. Allerdings lässt sich auch festhalten, dass sich diese Arbeitsweise nicht für jeden eignet, wobei sich dies überwiegend auf Pflegekräfte bezieht, welche es gewohnt sind in bestimmten Hierarchien zu arbeiten. Für neue und junge Pflegekräfte sollte jedoch der Anreiz, eigenständig und autonom arbeiten zu können überwiegen.

Als letzte Möglichkeit zum Einbezug zeigt sich die schottische CHIC-Initiative. Dieses Vorgehen würde die Professionalität der Pflege sehr stark fördern und einen praktischen Lernort für Gerontologische Inhalte bilden, wo wie oben beschrieben mit anderen Professionen zusammengearbeitet werden könnte. Das Konzept an sich ist im Hinblick auf Professionalisierung in der Pflege, nach Meinung des Verfassers positiv zu sehen.

*„Vielmehr verdichten sich die Hinweise (…), dass solche Einrichtungen dazu beitragen (…) die Begeisterung für die Arbeit in Pflegeheimen zu verbessern. " (Lehmann et al. 2019, S. 94)*

Jedoch wäre die praktische Umsetzung aufgrund fehlender Einrichtungen in Deutschland schwierig. Eine Kooperation mit schottischen Universitäten und Einrichtungen wäre daher sinnvoll. Was sich aber laut Meinung des Verfassers ohne entsprechende Akademisierung in Deutschland als schwierig(er) herausstellen könnte. Ein Eingehen auf dieses Thema würde jedoch den Rahmen dieser Arbeit nach Ansicht des Verfassers sprengen.

Zum Ende hin möchte der Verfasser festhalten, dass sowohl Buurtzorg (vgl. Homepage Buurtzorg Deutschland) als auch Pflegebauernhöfe (Homepage Pflegebauernhof Eifel) bereits Modellhaft in Deutschland vorhanden sind. Eine Umsetzung innerhalb der praktischen Ausbildung wäre somit zumindest theoretisch zeitnah möglich. Der Verfasser erhofft sich durch deren Umsetzung das Pflegende in der Ausbildung, durch diese Einsatzmöglichkeiten vermehrt Interesse an einer Zukunft in der geriatrischen Pflege entwickeln. Auf die Möglichkeit der Umsetzung der Chic-Initiative müsste allerdings noch gewartet werden, weil die entsprechenden Rahmenbedingungen laut Meinung des Verfassers zurzeit als nicht gegeben hinzunehmen sind.

## 7. Nachbetrachtung und Selbstkritik

In diesem Schlusskapitel möchte der Verfasser eine Nachbetrachtung durchführen und auf sein eigenes Vorgehen eingehen.

### Nachbetrachtung

Eine Umsetzung der aufgezeigten Möglichkeiten für die Deutsche Pflegeausbildung, bräuchte einen tieferen Vergleich der entsprechenden Gesundheitssysteme der jeweiligen Länder. Auch müssten zum Teil die Ausbildungsinhalte angepasst werden.

Im Rahmen der Literatursichtung muss der Verfasser feststellen, dass die Pflege in Deutschland im Vergleich zu den anderen Nationen noch sehr wenig Möglichkeiten zur Selbstgestaltung hat. Wie das Kammerwesen oder andere Möglichkeiten zur Selbstverwaltung. Auch die Tatsache das eine Weiterbildung nicht zum Erlangen weiterer Kompetenzen führt, ist für die Pflege sehr schade. (Lehmann et al. 2019, S. 205–206)

### Conclusio

Der Verfasser hat auf das Führen von Interviews im Rahmen dieser Hausarbeit verzichtet, da dies den Rahmen deutlich zu sehr ausgeweitet hätte. Außerdem gestaltete sich die Literatursuche zum Teil als sehr schwierig, weil auch erfahrenere (ehemalige) Mitarbeiter der PTHV, dem Verfasser nicht direkt die jeweiligen Curricularen Inhalte der entsprechenden Länder zur Verfügung stellen konnten. Auf eine systematische Literaturrecherche wurde wie bereits geschrieben verzichtet. Im Bezug auf die Sichtweise von Frau Prof. Dr. Eva Krampe, lässt sich deutlich festhalten, dass es laut Meinung des Verfassers beides braucht, sowohl wissenschaftliche Instanzen, als auch die Bereitschaft der Berufsgruppe diesen Weg mitzugehen und auch mitzutragen. Für die Zukunft möchte sich der Verfasser vertieft mit der Professionalisierung des Deutschen Pflegeberufes beschäftigen und manche Punkte evtl. in zukünftigen Arbeiten erneut aufgreifen. Dennoch konnte der Verfasser einige Punkte herausarbeiten um auf die zu Beginn gestellte Forschungsfrage eingehen zu können. In Bezug auf die Möglichkeiten zur Professionalisierung der Pflegeausbildung könnten so einige Möglichkeiten in Betracht gezogen werden.

# Literaturverzeichnis

Andrea Lamers, Dirk Lau: Modularisierung der Pflegeausbildung. Überblick über die Ausbildungssysteme für Pflegeberufe der europäischen Projektpartner. Zwischenbericht 5/2002. Leonardo da Vinci Bildung und Kultur. Online verfügbar unter https://studylibde.com/doc/1990448/%C3%BCberblick-%C3%BCber-die-ausbildungssysteme-f%C3%BCr-pflegeberufe, zuletzt geprüft am 12.08.2021.

Bundesministerium der Justiz und für Verbraucherschutz: Gesetz über die Pflegeberufe. PflBG, vom 17.07.2017. Fundstelle: https://www.gesetze-im-internet.de/pflbg/BJNR258110017.html#BJNR258110017BJNG000800000. Online verfügbar unter https://www.gesetze-im-internet.de/pflbg/BJNR258110017.html#BJNR258110017BJNG000800000, zuletzt geprüft am 10.08.2021.

Fachkommission nach dem Pflegeberufegesetz (2019): Pflegeausbildungen nach dem Pflegeberufegesetz (PflBG). Hg. v. Bundesinstitut für Berufsbildung. Online verfügbar unter https://www.bibb.de/dienst/veroeffentlichungen/de/publication/show/16560, zuletzt geprüft am 06.08.2021.

Hockley, Jo; Harrison, Jennifer Kirsty; Watson, Julie; Randall, Marion; Murray, Scott (2017): Fixing the broken image of care homes, could a 'care home innovation centre' be the answer? In: *Age and ageing* 46 (2), S. 175–178. DOI: 10.1093/ageing/afw154.

Homepage Pflegebauernhof Eifel. Online verfügbar unter https://www.bauernhof-wohngemeinschaft.de/, zuletzt geprüft am 14.09.2021.

Homepage Buurtzorg Deutschland. Online verfügbar unter https://www.buurtzorg-deutschland.de/, zuletzt geprüft am 14.09.2021.

Homepage NHS. Online verfügbar unter https://www.healthcareers.nhs.uk/explore-roles/nursing/roles-nursing/adult-nurse, zuletzt geprüft am 20.08.2021.

Homepage University of London: Inhalte Gerontologie. Online verfügbar unter https://www.city.ac.uk/prospective-students/courses/undergraduate/adult-nursing, zuletzt geprüft am 20.08.2021.

Jürgensen, Anke (2019): Pflegehilfe und Pflegeassistenz. Ein Überblick über die landesrechtlichen Regelungen für die Ausbildung und den Beruf. Hg. v. Bundesinstitut für Berufsbildung. Bonn. Online verfügbar unter https://www.bibb.de/dienst/veroeffentlichungen/de/publication/show/10155, zuletzt geprüft am 06.09.2021.

Krampe, Eva-Maria: Emanzipation durch Professionalisierung? Dissertation.

Landenberger, Margarete; Knoll, Martin (2005): Ausbildung der Pflegeberufe in Europa. Vergleichende Analyse und Vorbilder für eine Weiterentwicklung in Deutschland; [informelles Experten-Meeting. Hannover: Schlütersche Verl.-ges (Schlütersche Pflege).

Lehmann, Yvonne; Schaepe, Christiane; Wulff, Ines; Ewers, Michael (2019): Pflege in anderen Ländern. Vom Ausland lernen? 1. Auflage. Heidelberg: medhochzwei.

Mayer, Hanna (2015): Pflegeforschung anwenden. Elemente und Basiswissen für das Studium. Unter Mitarbeit von Martin Nagl-Cupal, Isabella Hager und Veronika Kleibel. 4., vollständig überarbeitete Auflage. Wien: Facultas.

Rautert Melanie, Meißner Prof. Dr. Anne Meißner (2019): Mehr Zeit für die Pflege. Das Modell Buurtzorg. In: *Die Schwester, Der Pfleger* 58 (Heft 12/2019). Online verfügbar unter https://www.bibliomed-pflege.de/sp/ausgabe/sp-12-2019-buurtzorg-ambulante-pflege-neu-gestalten, zuletzt geprüft am 19.08.2021.

Waldhause Anna, Sittermann-Brandsen Birgit, Matarea-Türk Letitia (2014): (Alten)Pflegeausbildung in Europa. Ein Vergleich von Pflegeausbildungen in der Altenpflege in ausgewählten Ländern der EU. Hg. v. Beobachtungsstelle für gesellschaftspolitische Entwicklungen in Europa. Online verfügbar unter https://www.beobachtungsstelle-gesellschaftspolitik.de/uploads/tx_aebgppublications/PflegeEU_Aug2014_01.pdf, zuletzt geprüft am 12.08.2021.

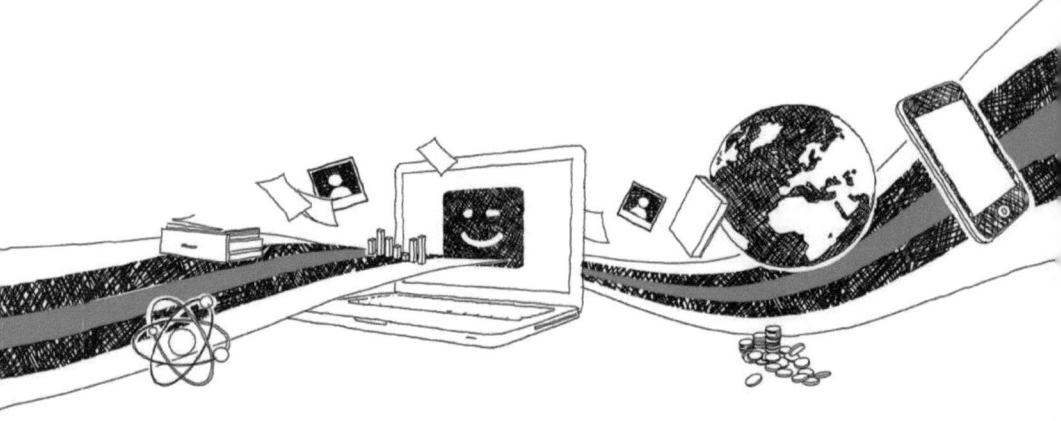
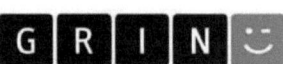